L'ASSAINISSEMENT

Devant le Congrès

(par L. Thil)

I

Le congrès de la propriété immobilière était à peine terminé que ses vœux étaient discutés dans la presse locale. Le vœu relatif à l'assainissement a été surtout l'objet de vives et d'amères critiques. Les congressistes rouennais auraient, dans cette circonstance, manqué d'initiative ; ils auraient dû, s'érigeant en commission sanitaire, scientifique et technique, se prononcer sur les divers systèmes proposés pour assurer l'assainissement. Certes, le congrès, sortant des limites qui lui étaient tracées, aurait pu formuler un avis, mais y était-il obligé ? Il ne l'a pas pensé.

Réuni pour la défense de la propriété immobilière, il devait s'inquiéter de ses intérêts menacés par n'importe quel système. Il s'est contenté de poser des principes pour en éloigner des charges exorbitantes. Son point de départ a été que l'assainissement, profitant à tous, la propriété urbaine ne devait pas seule

en supporter les charges, qui incombaient à
tous à cause de l'utilité publique des travaux.
Telle est l'explication du premier paragraphe
du vœu dont les autres ne sont que le développement. En cela, le congrès est resté dans
son rôle de défenseur des intérêts de la propriété urbaine.

S'est-il montré, comme on le soutient, hostile
à l'assainissement? Cela est loin d'être exact. Il
serait impossible de relever, dans les observa-
tions de ceux qui ont pris part au débat, une seule
parole qui autorise à le penser, encore moins
à l'écrire. Chaque orateur a pris soin de dé-
clarer qu'on devait s'en occuper. Le désac-
cord ne s'est produit que sur le mode à em-
ployer, sur son efficacité et ses conséquences financières. En présence des essais mal-
heureux tentés par Paris et Marseille, le congrès était certes en droit de manifester de la
méfiance et de demander aux hygiénistes
autre chose que des paroles, mais des faits
positifs.

La responsabilité du congrès, dont la décision
a été un mécompte pour beaucoup, doit donc
être dégagée. Il faut néanmoins lui savoir
gré de la voie dans laquelle il est entré et où
le suivront ceux qui lui succéderont, savoir :
le vote de vœux nets et précis de nature à
éclairer le législateur.

Mais puisque cette délicate question de l'assainissement est soulevée à nouveau, nous
essayerons de faire comprendre au lecteur les
différents systèmes à l'ordre du jour. Ce sera
la meilleure justification du congrès, bien
qu'on ait prétendu que les congressistes étaient

venus à la réunion avec leur *siège fait*. Les congressistes se sont montrés au contraire des plus tolérants. Ils ont suivi avec une attention qui, malgré la longueur des débats, ne s'est pas démentie un seul instant, l'exposé des théories sanitaires et des projets d'assainissement. Conviés sur ce terrain, ils y ont répondu avec loyauté et énergie, sans autre souci que de dire la vérité et d'appeler une sérieuse étude des propositions faites ou pouvant être faites à la municipalité.

Parlons maintenant des projets avec le plus de clarté possible, afin de mettre le lecteur à même de se former une opinion.

Chacun sait que, depuis longtemps, on se préoccupe de la mortalité, dont le chiffre, élevé dans les grandes villes, serait dû à leur insalubrité. Rouen, Paris, Marseille, Lyon et d'autres villes sont signalées à l'animadversion. Sans tenir un compte suffisant d'une agglomération exagérée, des conditions climatériques, surtout de *l'hygiène personnelle* des habitants, de la nature des maladies, de l'âge des personnes, on donne comme cause principale, presque unique, de l'excès de mortalité, les fosses d'aisance, les méthodes de vidange. Par les dépôts plus ou moins prolongés des matières, par leur contact constant avec l'air, les microbes infectieux se donneraient carrière et propageraient les maladies. On doit donc les supprimer ou les empêcher de vicier l'air que chacun respire. De là, les projets d'assainissement. Quels sont-ils ?

A l'origine, on a pensé à faire évacuer ra-

pidement les eaux pluviales, les eaux portées
à la rue. On a construit des aqueducs pour
jeter à la rivière, traversant la ville ou en
étant proche, leur décharge. On y a ajouté une
distribution d'eau pour nettoyer les ruisseaux.
A Rouen, le réseau des aqueducs est loin
d'être complet, pas plus que l'installation des
eaux dans toutes les rues.

Ce moyen primitif a été reconnu insuffisant.
De là, projets sur projets, et le *tout à l'égout*.
Par ce système, plus de fosses d'aisance, plus
de vidanges. Les matières excrementielles,
les eaux de ménage, de lavage, sont conduites
directement à l'aqueduc et entrainées à la rivière.

On obtint un résultat désastreux..... l'empoisonnement de la rivière, sur une étendue
plus ou moins considérable. Paris et Marseille en savent quelque chose. On dut y re-
noncer.

On a été alors amené à tenter d'un aqueduc
collecteur isolant les eaux et les transportant
hors la ville. Mais qu'en faire, ou les envoyer,
comment utiliser les matières en suspension
dans les eaux?... Le cerveau des hygiénistes
a travaillé et aidé du compas et du niveau des
ingénieurs, les hommes des deux sciences ont
cru pouvoir s'écrier comme Archimède :
Euréka! nous avons trouvé. De cette associa-
tion scientifique est né le champ d'épandage.
Ils se sont dit les eaux nous gênent, le fleuve
n'en veut pas, la terre va nous sauver; elle
est toujours altérée, donnons-lui nos eaux
qu'elle absorbera, elle servira de filtre na-
turel et laissera en dépôt sur le sol des matières fertilisantes.

Nous obtiendrons un double résultat, assainissement d'une part, de l'autre transformation de terrains stériles en terrains des plus fertiles. Encore un peu, ils auraient décrété l'érection de leurs statues comme bienfaiteurs de l'humanité. C'est ainsi qu'est éclos le champ d'épandage et l'acquisition, aux portes de Paris, de 365 hectares de la plaine de Gennevilliers.

Hélas ! quel mécompte, quelle dérision du sort, quelle faillite scientifique ! L'épandage des eaux sur les terrains de Gennevilliers a provoqué les plaintes des localités voisines, empestées par les exhalaisons fétides de la décharge de Paris. Nos hygiénistes parisiens ne se sont pas tenus pour battus, ils ont changé la corde de leur arc et, laissant quelque peu l'assainissement dans l'ombre, ils ont, d'un geste superbe, étendu le bras et montré au bon public leur champ d'épandage, converti en une terre de plein rapport, louée à des jardiniers maraîchers, quatre cents francs (400) l'hectare. Au point de vue financier, l'opération ne serait pas mauvaise, car si les 365 hectares sont loués 400 francs, la recette procurerait à la ville de Paris un million et demi (1.460,000 fr.)

Bénévoles lecteurs, vous vous demanderez sans doute, quoique n'étant ni docteurs hygiénistes, ni ingénieurs hygiénistes, ni entrepreneurs hygiénistes, suivant la spirituelle expression de M. Mourgue, délégué du syndicat de Paris, comment récolter sur des terrains couverts d'eau ? Ordinairement on n'y sème ni ne récolte, sauf des joncs ou des ro-

seaux ; votre bon sens vous le dit... Vous au-
riez tort, l'hygiène parisienne a parlé et vous
devez vous incliner. Seriez-vous au nombre
des incrédules, allez voir et vous serez con-
vaincus. Il vous en coûtera une quarantaine
de francs, en première, voitures et consom-
tions comprises, et vous vous donnerez à
Gennevilliers le spectacle de terrains cultivés,
chargés de magnifiques récoltes, qui se suc-
cèdent les unes aux autres, au grand avantage des halles de Paris..., mais un champ
d'épandage, *recevant constamment* les eaux
de la grande ville... pas le moindre ;.. des
champs ? Oui, des champs entourés de ri-
goles leur fournissant l'eau nécessaire pour
entretenir l'humidité ou, suivant les circons-
tances, les inondant lorsqu'ils ont besoin de
renouveler leur engrais.

Si vous voulez avoir la clef du mystère,
une indiscrétion vous l'expliquera... les eaux
dont on ne sait que faire sont à la muette
expédiées à la Seine. Gardez-vous cependant
de vous rendre à Gennevilliers avec un carac-
tère officiel ou officieux, sans quoi pous seriez
obligés de changer les verres de vos lunettes.

On nous dira que cela n'est pas exact. Nous
affirmons tenir ce détail d'une personne qui a
été à Gennevilliers. D'ailleurs, il ne peut en
être autrement. Les hommes de science sont
unanimes pour reconnaître qu'il arrive un
moment où la terre est saturée et ne peut plus
absorber de liquides. Tel est le motif qui leur
fait repousser les fosses à fond perdu dans
des terrains, même très perméables. S'il en
est ainsi pour de petites surfaces, imprégnées

de temps à autre, il en est de même, à plus forte raison, pour un champ, quelle que soit son étendue, qui reçoit sans discontinuité une quantité considérable d'eau.

Ce qui confirme cette observation est ce qui se passe à Paris. Le champ de Gennevilliers *est reconnu insuffisant* et on songe à en créer un second à Achères. N'est-on pas en droit d'avancer que, lorsque le champ d'épandage d'Achères sera converti comme celui de Gennevilliers en un terrain maraîcher, il faudra en créer un autre et, ainsi de suite, jusqu'à ce que la capitale, ville de lumière hygiénique, ait rendus fertiles les terrains stériles de la France.

Rouen peut-il, malgré la meilleure volonté de ses habitants, se prêter à une nouvelle expérimentation d'un système qui nous paraît jugé ?... Ainsi, le tout à l'égout avec ou sans champ d'épandage est condamné.

II

Passons maintenant à un autre système, en attendant ceux qui suivront.

Devant le congrès, M. Montriché a développé un système qui substitue au champ d'épandage un grand récipient recevant toutes les eaux. Par des procédés que le vulgaire ignore, du moins nous n'en avons pas saisi l'économie, les eaux et les matières, amenées par les aqueducs, sont *stérilisées*, c'est-à-dire rendues inoffensives. Microbes de toute sorte sont anéantis et les eaux troubles, chargées

de matières, deviennent de la plus belle
transparence et peuvent être impunément ab-
sorbées. Théoriquement, ce système ne lais-
serait rien à désirer, mais pratiquement il en
serait autrement, si l'on en croit M. Liernur,
qui s'est fait un malin plaisir d'étaler les fail-
lites successives des sociétés financières qui
ont eu confiance dans les prospectus et ont
engagé leurs capitaux. Nous ne pouvons dis-
simuler que cette communication a jeté une
douche réfrigérante sur l'enthousiasme des
congressistes. Offrir à des Rouennais un système qui se résout en faillite était de nature à
les faire réfléchir. Le seul mot de faillite les a
fait frémir ; aussi l'indiscrétion de M. Liernur a-t-elle été accueillie avec une certaine
gaieté.

On pourrait s'étonner que le mot de faillite
puisse être accolé à l'hygiène. Cependant,
rien n'est plus certain, car sur chaque système se greffe une société financière, agissant
pour elle-même et dans son propre intérêt.

Revenons un instant sur le système de
stérilisation. Nous avions cru qu'un agent
chimique était employé pour rendre stériles les
eaux et les matières organiques. Tel ne serait
pas le système, nous a-t-on dit. Il consisterait en
un filtrage à haute pression des eaux d'égout,
de sorte que les matières solides resteraient
seules en dépôt. Comment opère-t-on ? Nous
l'ignorons. Mais il est certain que dans ce
procédé il y a simplement séparation des
matières en suspension dans les liquides.
Les eaux ainsi clarifiées sont-elles aussi inoffensives qu'on veut bien le dire ? D'aucuns

prétendent le contraire ; ils vont jusqu'à avancer qu'on retrouve des microbes, non stérilisés, dans les eaux ainsi obtenues. Ils vont même plus loin, ils affirment qu'on en retrouve dans les légumes du champ d'épandage de Gennevilliers. Si cela était, on voit de suite le danger. Il est vrai que le chauffage peut y porter remède ; néanmoins, pour être sûr que tous les microbes nuisibles ont disparu, il faut les soumettre à 150 degrés de chaleur. Nous n'insistons pas. Cependant, il serait bon, pour calmer les inquiétudes, que des analyses sérieuses fussent faites par des hommes compétents, non engagés dans le dédale de l'hygiène. C'est, à notre sens, le premier devoir des municipalités dont on réclame la participation à l'œuvre de l'assainissement.

Ce troisième système nous semble destiné à rejoindre les précédents dans l'oubli.

Nous taxera-t-on d'exagération ? Qu'on nous démontre notre erreur par des faits, non par des théories, et nous nous rendrons volontiers à l'évidence. Jusque-là, nous resterons dans une suspicion très légitime.

Nous ne sommes pas au bout des systèmes. M. Liernur en a un, lui aussi, qui fonctionne depuis 1880 ou 1881 à Amsterdam. Le temps lui a manqué pour le développer devant le congrès. Toujours est-il qu'il présenterait sur tous les autres un avantage considérable. Il ne bouleverserait ni aqueducs, ni fosses d'aisance. Son installation ne coûterait rien ou presque rien à la ville. On aurait mauvaise grâce à ne pas en appuyer l'adoption s'il répond aux exigences de l'hygiène.

Nous allons essayer de le faire connaître sans toutefois entrer dans les détails d'exécution. Pour nos lecteurs qui voudront être plus amplement instruits nous les renvoyons à deux brochures publiées, l'une en 1880, l'autre en 1883 par le docteur Van Overbeck de Meijer, *professeur d'hygiène* à la faculté d'Utrech. C'est là que nous avons puisé notre peu de science.

M. Liernur supprime le champ d'épandage, le champ de stérilisation. Il laisse aux aqueducs construits leur utilité pour l'écoulement des eaux de pluie et de l'arrosage des rues. Il prend les déjections, les eaux ménagères et de lavage à la maison d'habitation. Il n'impose pas une dépense d'eau plus ou moins exagérée pour chasser à l'aqueduc la vide des water-closet. Son système repose sur l'aspiration, sans aucun contact des matières avec l'air extérieur. Le développement des maladies, dont les germes se rencontrent dans les déjections, principalement dans les urines et les eaux de lavages, devient ainsi beaucoup moins facile.

Vous vous demandez comment il y parvient. Rien de plus simple. Il établit des conduites d'aspiration par des tuyaux de diamètres différents suivant la quantité approximative des matières à enlever par section de rue. Ces tuyaux sont reliés par de plus petits, nous ne dirons pas à chaque siège d'aisance, encore moins aux fosses, telles qu'elles sont établies dans chaque demeure, mais à un *réservoir étanche*, complètement clos, qui reçoit les matières. Sa dimension varie suivant

le nombre des locataires. Le vide de ce récipient se fait plusieurs fois par jour, ce qui
empêche la stagnation des eaux et des matières. Pour obtenir l'aspiration, une usine est ins-
tallée hors ville et le vide se fait dans les tuyaux
à l'aide de pompes pneumatiques. Lorsqu'on
veut dégager un ou plusieurs réservoirs on
n'a qu'à ouvrir un ou plusieurs robinets qui
les mettent en communication avec les tuyaux
de conduite dans lesquels le vide a été produit. L'aspiration se fait instantanément, les
matières sont attirées dans les tuyaux collec-
teurs qui les conduisent à l'usine où elles sont,
en un laps de temps très court, converties
en poudrette *sèche*, livrable immédiatement
au commerce ou aux simples particu-
liers. Comme la vidange a lieu à intervalles
rapprochés, on comprend que les tuyaux
adducteurs ne soient pas d'un diamètre
exagéré.

Ce système a pour lui une expérience déjà
longue, plus de dix ans à Amsterdam, où il
continue de fonctionner régulièrement. Appli-
qué d'abord à un tiers de la ville, la municipalité d'Amsterdam vient de prendre une décision récente pour qu'il soit étendu à la *ville
entière*. Il mérite assurément d'appeler l'attention de nos édiles et d'être étudié de très
près, malgré l'opposition, que nous taxerons
de systématique, du conseil d'hygiène de Paris, que le Havre, sans autre étude personnelle, a cru devoir suivre. Trouville nous paraît avoir été mieux inspiré, il a traité avec
M. Liernur et son système doit y fonctionner
dès le mois de mai prochain.

Nous en avons fini avec les systèmes d'assainissement. Il est temps de s'occuper des travaux qu'ils nécessiteraient, des dépenses qu'ils entraîneraient, des charges qu'ils imposeraient à la ville ainsi qu'aux propriétaires.

Le système du tout à l'égout, avec ou sans champ d'épandage, et le système de stérilisation ont un lien commun. Ils nécessitent des travaux, tant de la part de la ville que de la part des propriétaires. Il y a plus, pour les mettre en œuvre, il leur faut de l'eau, beaucoup d'eau, toujours de l'eau.

Travaux de la ville. — Construction d'acqueducs nouveaux ou appropriation des anciens. — Egout collecteur.

Les aqueducs à Rouen ne sont pas en nombre suffisant, maintes rues en sont dépourvues et leurs eaux vont au loin chercher une bouche d'égout. Dès lors, obligation de compléter le réseau des aqueducs et remaniement partiel de ceux existants pour que les nouveaux s'y raccordent avec une pente qui empêche la stagnation des eaux d'évacuation, sans quoi empoisonnement de la ville. Voilà pour le tout à l'égout se déversant à la Seine.

Le système du tout à l'égout, avec champ d'épandage nécessitera en plus la construction d'un égout collecteur destiné à conduire les eaux au champ qui doit les recevoir. Mais une difficulté se présente, devra t-on y envoyer toutes les eaux, même celles de pluie ou de lavage des rues. Si, oui, augmentation considérable de liquides inutilisables.

Si, au contraire, on ne veut envoyer au

champ d'épandage que la vide des fosses d'aisance et des eaux ménagères, nécessité d'une canalisation spéciale pour les recevoir. Cette nouvelle canalisation fera double emploi avec les anciens aqueducs qui n'en devront pas moins être complétés, car il faut que toutes les eaux des rues disparaissent et n'y séjournent pas. Cela ne diminuera en rien l'abondance de l'eau pour le nettoyage des rues. Les charges de la ville seront considérablement augmentées. Tel est le résultat le plus sûr de ces différents projets.

Veut-on savoir ce qu'ont coûté les expériences de Paris et de Marseille ? Elles se chiffrent par millions : Paris, 200 ; Marseille, 70 au lieu de 40 prévus. Paris est sur le point de contracter un nouvel emprunt de 200 millions qui risque fort d'y être absorbé.

III

Travaux des propriétaires. — Dans les trois systèmes, tout, y compris les matières reçues dans la fosse d'aisance, doit être envoyé à l'égout ; conséquence : suppression des fosses d'aisance, canalisation obligatoire pour transporter à l'égout les eaux et les matières.

Dans la maison où il n'y aura qu'une fosse d'aisance, la dépense sera relativement minime, mais là où le service en exige plusieurs, elle sera beaucoup plus forte. Qui la supportera, de la ville ou du propriétaire ? le propriétaire. De sorte que l'immeuble où les logements d'ouvriers sont éparpillés dans un enclos, sera plus grevé qu'une maison habitée par un seul ménage. La grande propriété pourra prélever sur le revenu une somme suffisante pour les travaux d'adduction, la petite propriété verra son revenu absorbé et au delà, ce qui ne la dispensera pas de supporter sa part d'augmentation des impôts.

Eau. — Les propriétaires ne seront pas au bout de leurs sacrifices. Le tout à l'égout exige l'emploi de l'eau en grande quantité pour chasser dans les aqueducs les eaux et les matières. Cette quantité sera d'autant plus considérable que la chute des eaux et des déjections ne pourra avoir lieu directement et perpendiculairement à l'égout, que les water-closets seront éloignés et que la pente de la canalisation sera insignifiante. L'eau devra avoir une force telle qu'elle chasse et nettoie tout. On peut juger de ce qu'il en faudra. La ville ne fournira pas l'excédent et les concessions devront être quintuplées. La ville en tirerait un profit, mais le propriétaire subirait une nouvelle perte ajoutée à toutes les autres.

Où trouvera t on l'eau nécessaire pour alimenter les chasses des water-closet ? c'est à cela que devraient réfléchir ceux que séduisent les projets que nous condamnons. Car enfin, il faut de l'eau, beaucoup d'eau, la ville est-elle en mesure de la procurer ? Nous disons non, et la preuve est dans la parcimonie avec laquelle les eaux destinées au lavage des ruisseaux sont distribuées par la ville. On donne de l'eau à heure fixe pendant un temps fort limité, des rues entières en sont privées. Là où il faudrait excès, il y a pénurie. Dès lors tant que la ville n'aura pas assuré le service des eaux de la voirie *sans intermittence*, l'alimentation des concessions qui vont toujours en augmentant ; tant qu'elle ne se sera pas assurée d'une distribution spéciale, abondante, plutôt excessive, pour envoyer tous les microbes à l'égout, aucun des projets n'est réalisable. Autrement on risquerait d'aggraver et non d'améliorer l'état sanitaire.

C'est donc par l'adduction d'eau en quantité considérable que doit commencer la ville avant de se lancer dans l'exécution d'aucun de ces projets, sans quoi elle se réserve d'amères déceptions.

Encore, si l'on était sûr de l'assainissement... mais rien n'est moins certain, témoin l'exemple de Paris et de Marseille, qui après des dépenses colossales n'ont point réussi.

Doit on s'étonner, après de semblables insuccès, que la municipalité étudie et ne veuille pas se hasarder dans une entreprise qui mènerait à un désastre financier dont les conséquences retomberaient sur tous les habitants. Nous savons que les objections formulées ne sont pas restées sans écho, et nous devons approuver sa circonspection, sa prudence.

Une dernière observation sur le tout à l'égout, même avec une quantité d'eau suffisante pour nettoyer les conduits.

Tout projet présenté doit nécessairement répondre au but qu'on veut atteindre. Il s'agit d'assainissement, d'un ensemble de travaux destinés à l'assurer. Il n'est donc pas téméraire, quoique non hygiéniste, d'examiner si le tout à l'égout, avec le champ d'épandage ou le champ de stérilisation, avec ou sans la confusion des eaux dans un conduit spécial, réunit les conditions indiquées par les sommités scientifiques Or, en 1880 (28 septembre), une grande commission fut nommée par le ministre pour arrêter les principes d'un système de nature à assurer l'assainissement. Cette commission était composée de Pasteur, Saint-Clair Deville, Wurtz, Aimé Girard, Brouardel et d'autres hommes éminents. Sa conclusion est celle-ci :

« La commission ne saurait approuver « qu'un système de vidange par canalisation « *étanche*, qui aurait pour effet de *supprimer* « *toute communication* entre les matières ex- « crémentielles d'une part et l'air, et les ter- « rains environnants d'autre part. » (Bulletin de la chambre des propriétaires (Paris) du 18 décembre 1892, n° 205, page 5.)

Ainsi la base essentielle de tout projet d'assainissement doit être d'empêcher toute *communication des matières jetées à l'égout avec l'air extérieur.*

Les projets que nous avons expliqués tiennent-ils compte de ces données scientifiques ? Nous affirmons qu'aucun n'y satisfait. Ce n'est ni le tout à l'égout avec déversement à la Seine, ce n'est pas non plus le même projet modifié par l'adjonction du champ d'épandage ou du champ de stérilisation. Tous ont un vice commun, la communication avec l'air, lors même qu'on substituerait aux égouts anciens des égouts parfaitement étanches. La communication avec l'air

n'en existera pas moins par le champ d'épandage ou le champ de stérilisation. Il convient
donc de chercher ailleurs la solution du pro-
blème.

Système Liernur. — Celui-ci a un avantage
sur tous les autres. Il se conforme stricte-
ment aux indications de la commission sanitaire de 1880.

En effet, étanchéité des canaux adducteurs,
nul contact des matières avec l'air extérieur,
en réalité vidange continue en vases clos jusqu'à l'usine ; à l'usine, pas de contact avec
l'air extérieur, vaporisation des eaux par sur-
chauffage afin d'en dégager la poudrette à
l'état de siccité parfaite.

Naturellement, nous ne nous portons pas
garant de la valeur du système ; nous nous
contenterons de dire : Allez étudier son fonc-
tionnement à Amsterdam, ville plus considérable et plus peuplée que Rouen, où il est mis
en pratique depuis près de quinze ans. Si
après une expérience aussi longue, Amsterdam n'en veut pas d'autre, il y a de grandes
chances pour croire qu'il répond aux exigences de l'assainissement.

Mais, si la municipalité envoie une commission à Amsterdam, nous l'engageons à
veiller à ce qu'elle n'agisse pas comme certaine commission parisienne qui s'y est trans-
portée en 1883 et en est revenue avec un
rapport qui, dédaigneusement, conclut à son
rejet comme non applicable à la ville de
Paris. Or, cette commission qui comprenait
des hommes d'une certaine notoriété, dont
nous tairons les noms, est arrivée à Amster-

dam le soir du 27 février. Le lendemain, elle a assisté à une conférence de M. de Bruyn Kops, ingénieur, associé de M. Liernur. Le même jour, elle s'est rendue à quelque distance d'Amsterdam pour examiner l'installation des machines qui servent... à quoi? à coopérer à l'évacuation de la ville?... Nullement, *à renouveler l'eau des canaux de la ville*. (Brochure du docteur de Meijar, 1883, page 131). Le lendemain, elle disparaissait, et après un voyage d'agrément de quelques jours, déposait un rapport défavorable.

Nous serions désireux de savoir à combien se sont montés les frais d'une expertise aussi fin de siècle. Nous espérons qu'en cela, comme en bien d'autres choses, Rouen n'imitera pas Paris.

Un mot sur les dépenses qu'entraînerait pour la ville et les propriétaires l'application du système Liernur. A cet égard, nous ne pouvons donner que des indications générales.

Nous ne connaissons ni M. Liernur, ni son représentant, nous n'avons pas assisté à la conférence de la commission parisienne ; cependant, si quelques dépenses incombent à la ville, elles seraient peu importantes, car les travaux principaux : conduites d'adduction à l'usine, création et entretien de l'usine, les manipulations qui s'y feront sont exécutés par la société Liernur et *à ses frais*. Le bénéfice de la Société serait la vente de la poudrette pour engrais. On parle aussi d'une taxe par locataire et à l'année, remplaçant avantageusement les dépenses de la purge des fosses d'aisance. Il ne resterait à la charge des propriétaires que la canalisation sur l'immeuble, encore est il que cette canalisation, consistant en tuyaux de diamètre très restreint, se logerait n'importe où, sans inclinaison appréciable.

Nous nous sommes laissé dire que, dans les premières années, la Société Liernur était disposée à prendre ce travail à son compte. Dans tous les cas, la propriété n'aurait pas à subir l'aggravation de concessions d'eau, dont l'exagération deviendrait complètement inutile. Le système Liernur n'exclut pas l'eau, loin de là, il la conserve comme moyen de propreté. Il n'en modifie pas la quantité employée normalement dans chaque propriété. Ce qu'il exclut, c'en est la prodigalité qui serait pour la société une dépense perdue parce qu'elle exigerait à l'usine une vaporisation plus considérable.

Nous terminons ce travail que les attaques, dont le congrès a été l'objet, nous ont fait entreprendre, en émettant le vœu que le système Liernur soit mis à l'étude sans parti pris ni siège fait.

L. Thil.

Rouen. — Anc. imp. Lapierre.

www.ingramcontent.com/pod-product-compliance
Lightning Source LLC
LaVergne TN
LVHW021457060726
842527LV00006B/2306